Das große Buch der Basischen Ernährung

Der ultimative Ratgeber mit leckeren Rezepten

BONUS – inkl. 30-Tage-Ernährungsplan – So befreien Sie Ihren Körper in 30 Tagen von Giftstoffen

Einleitung

Liebe Leserinnen und Leser,

vielen Dank für Ihr Vertrauen und den Kauf dieses Buches zur Basischen Ernährung.

Heutzutage sind wir täglich mit reichlich Stress und schädlichen Umwelteinflüssen wie etwa freien Radikalen konfrontiert. Auch über die tägliche Nahrung nehmen wir zahlreiche Toxine auf, die den Organismus jedoch stark belasten können. Durch eine basische Ernährung können Sie Ihren Körper von all diesen Giftstoffen befreien und zu einem vitalen und gesunden Leben voller Energie finden. Eine basische Ernährungsweise – ebenfalls bekannt als Basenfasten – hilft Ihnen bei der Regulierung des Säure-Basen-Haushalts und trägt somit wesentlich zur Stärkung der Immunabwehr sowie zur Vitalität des gesamten Organismus bei.

Doch was genau ist eine Übersäuerung des Körpers und wie kommt es zu einer solchen? Einige Körperorgane müssen sogar einen „sauren“ Zustand haben, um gesund und funktionsfähig zu sein: Hierzu gehören beispielsweise die Scheidenflora und der Dickdarm. Andere Organe und Körperbereiche wie der Dünndarm oder das Bindegewebe müssen basisch sein.

Im Inneren des Organismus gibt es also eine sensible Balance zwischen den Säuren und den Basen: Um dieses Gleichgewicht jedoch wiederzuerlangen beziehungsweise aufrechtzuerhalten, müssen keine Arzneimittelpräparate eingenommen werden. Eine Ernährungsumstellung reicht vollkommen aus. Säurebildende Nahrungsmittel sind zu meiden, hingegen muss der Fokus auf basenbildende Lebensmittel gesetzt werden.

Ein gesunder Körper, der einen intakten Säure-Basen-Haushalt hat, kann säurebildende Nahrungsmittel in einer moderaten Zufuhr gut regulieren und die enthaltenen Säuren neutralisieren. Werden jedoch zu viele säurebildende Nahrungsmittel verzehrt, das heißt zahlreiche tierische Produkte wie Fisch, Fleisch, Käse oder reichlich Genussmittel wie Alkohol oder Kaffee, kann diese so wichtige Balance nicht mehr hergestellt werden: Es kommt zu einer Übersäuerung.

In diesem Buch finden Sie viel wertvolles Hintergrundwissen, zahlreiche hilfreiche Tipps und selbstverständlich gesunde, nährstoffreiche und leckere basische Rezepte. Entdecken Sie alltagstaugliche Kreationen, die Ihrem Körper die notwendige Energie für den ganzen Tag liefern. Die Informationen und Rezepte dieses Buches sollen Sie dabei unterstützen, gesund zu kochen und vital den Alltag zu bewältigen. Gleichzeitig möchte Ihnen dieses Buch einen gesunden und natürlichen Weg der Gewichtsreduktion aufzeigen, ohne dem Körper essenzielle Nährstoffe vorzuenthalten.

Die basische Ernährungsweise ist keine Diät, sondern ein Lebensstil! Das Ziel ist es, dem Körper alle wichtigen Vital- und Nährstoffe zuzuführen und auf diese Weise die Gesundheit und das Wohlbefinden zu fördern. Dabei wünsche ich Ihnen viel Erfolg und alles Gute!

Säure-Basen-Haushalt – was ist das eigentlich?

Der Körper des Menschen ist ein einzigartiges Wunderwerk der Natur. Es ist mit sämtlichen Regulationssystemen ausgestattet, die alle für sich spezifische Aufgaben erfüllen. Dadurch ist er in der Lage, alles, was im Organismus passiert, in Balance zu halten und somit die Gesundheit zu erhalten. So gibt es beispielsweise Regulationssysteme wie den Temperaturhaushalt: Dieser sorgt dafür, dass der Körper konstant rund 37 Grad warm ist und das ist von zentraler Bedeutung, damit er ordnungsgemäß seinen internen Funktionen und Abläufen nachkommen kann. Ein weiteres Regulationssystem ist der Wasserhaushalt, der dafür sorgt, dass selbst die kleinsten Bausteine – nämlich die Körperzellen – optimal versorgt sind und ausreichend Wasser erhalten. Das ist äußerst wichtig, damit diese ihre Arbeit verrichten können.

Ebenso gibt es ein Regulationssystem für den Säure-Basen-Haushalt, doch was steckt eigentlich dahinter? Hierbei handelt es sich um ein hochintelligentes System, das die Balance zwischen den Säuren und den Basen im Inneren des Organismus regelt. Ein gesundes Gleichgewicht zwischen Säuren und Basen liegt bei 2:8 – das bedeutet, dass zur Neutralisierung von zwei Säuren immer acht Basen erforderlich sind.

Durch dieses Regulationssystem kann der Körper vor Übersäuerung, aber auch vor einem Basen-Überschuss geschützt werden. Der pH-Wert ist die Messgröße, die angibt, ob der Organismus eher basisch oder eher sauer ist. Ist der pH-Wert sehr niedrig, dann ist das Milieu sehr säurehaltig. Wenn zahlreiche Basen im Körper vorhanden sind, steigt der pH-Wert deutlich an. Die Messwert-Skala reicht von 0 bis 14, wobei die Mitte, also die Zahl sieben, als neutraler Punkt gilt: Dann ist der Säure-Basen-Haushalt also in Balance.

Ein Säureüberschuss kann langfristig gesundheitsgefährdende Auswirkungen haben: So kann es zum Beispiel zu depressiven Verstimmungen oder Erkrankungen wie Übergewicht führen. Verarbeitete Nahrungsmittel wie zum Beispiel Fleisch, Koffein, Alkohol, zucker-, hefe- und glutenhaltige Lebensmittel, aber auch die Luftverschmutzung können zu einer Übersäuerung des Organismus führen.

Eine solche Übersäuerung liegt dann vor, wenn das Säure-Basen-Verhältnis völlig aus dem Gleichgewicht gerät und das über einen längeren Zeitraum so bleibt. Problematisch wird es vor allem dann, wenn der Organismus selbst diesen aus dem Gleichgewicht geratenen pH-Wert nicht mehr regulieren und kompensieren kann. Dieses Übermaß an Säuren lagert der Körper infolgedessen ein, was zahlreiche unangenehme Beschwerden nach sich ziehen kann.

Erfreulicherweise lässt sich mit einer basischen Ernährung diesem Zustand wirksam entgegensteuern und das auf eine ganz natürliche Art und Weise. Dafür muss nicht zu irgendwelchen Superfoods oder ausgefallenen Nahrungsmitteln gegriffen werden: Der Körper kann bereits durch einfaches, pflanzliches Essen wieder ins Gleichgewicht gebracht werden.

Der Körper des Menschen kann durch die täglichen Mahlzeiten bei der Entgiftung unterstützt werden.

Wenn sich gewisse Säuren in einem bestimmten Übermaß angehäuft haben, braucht Ihr Organismus tatkräftige Unterstützung von außen – eben durch eine basische Ernährung.

Wie kommt es zu einer Übersäuerung und wie macht sie sich bemerkbar?

Kommt es zu einer Übersäuerung, so äußert sich das durch diverse Symptome: Zum einen kommt es zu optischen Mängeln der Haut und der Haare. Auch der Blutdruck steigt an und der gesamte Organismus wird deutlich empfindlicher für Infekte, Entzündungen und Allergien. Zu den Symptomen einer Übersäuerung gehören ebenso eine rasche Ermüdung des Organismus sowie Schlafstörungen. Zudem kann es zu Stimmungsschwankungen und einem zu hohen Blutzuckerspiegel kommen.

Eine chronische Übersäuerung des Organismus resultiert vor allem aus der heutigen ungesunden Ernährungsweise, aber auch aus einem sehr stressigen Alltag, Schlafmangel, Umweltgiften und Bewegungsmangel. Über herkömmliche Kosmetikprodukte sowie Arzneimittelpräparate gelangen ebenfalls Giftstoffe in den Körper und können den Säure-Basen-Haushalt aus dem Gleichgewicht bringen.

Täglich konsumieren wir industriell stark verarbeitete Nahrungsmittel, reichlich zuckerhaltiges Essen, Wurstwaren, Nikotin, Koffein, Süßstoffe, Softdrinks, Produkte mit zusätzlichen Aromen und Geschmacksverstärkern sowie Fast Food. All das bewirkt ungünstige Verschiebungen des pH-Wertes. Um wieder ein Gleichgewicht zu erzielen, müssen mehr Früchte und frisches Gemüse auf den Speiseplan gesetzt werden. Wenn dem Körper nicht rechtzeitig durch eine basische Ernährung geholfen wird, führt dies langfristig zu einer Erschöpfung des körpereigenen Regulationsmechanismus.

Übersäuerung und Sodbrennen – handelt es sich hierbei um ein und dasselbe?

Viele Menschen verwechseln eine Übersäuerung mit Sodbrennen, doch diese beiden Beschwerden können nicht miteinander gleichgesetzt werden.

Zahlreiche Symptome im Körper sind auf eine Übersäuerung zurückzuführen, so eben auch das Sodbrennen. Die Übersäuerung ist also die eigentliche Ursache zahlreicher Erkrankungen und Beschwerden. Sodbrennen gilt als eines der vielen Symptome eines übersäuerten Körpers.

Besonders im Magen werden enorme Säuremengen hergestellt, doch in der Regel wirken sich diese nicht auf die allgemeine Säure-Basen-Bilanz des Organismus aus. Im Magen kann der pH-Wert auch mal auf 1,5 sinken, was ein sehr säurehaltiges Milieu bedeutet. Doch das ist nicht schädlich und löst ebenso wenig Sodbrennen aus, im Gegenteil: Diese Säuren sind eine Grundvoraussetzung für eine gesunde Verdauung, denn in dem sauren Milieu können zum Beispiel schädliche Mikroorganismen aus der täglichen Nahrung abgetötet und zu Nahrungsproteinen zerlegt werden. Gleichzeitig werden Mikronährstoffe freigesetzt und für den Körper essenziell wichtige Spurenelemente wie zum Beispiel Mangan, Zink und Kupfer verfügbar gemacht. Ähnliches gilt für Mineralstoffe wie Magnesium oder Kalium sowie für Vitamine, die für einen gesunden Stoffwechsel grundlegend sind.

Sodbrennen entsteht also nicht durch das säurehaltige Milieu im Magen, sondern ist eine Begleiterscheinung einer allgemeinen Übersäuerung des Körpers.

Die Stadien der Übersäuerung

Grundsätzlich werden fünf Stadien der Übersäuerung unterschieden. Das ist unter anderem der Grund, weshalb eine Übersäuerung nicht sofort bemerkt wird. In einem frühen Stadium, also bei einer leichten Übersäuerung, ist es noch besonders einfach gegenzulenken. Wenn das jedoch nicht passiert, dann kann es rasch in schlimmere Stadien übergehen. Aus diesem Grund ist es sehr wichtig, auf die Gesundheit zu achten und ein Gleichgewicht zwischen den säurebildenden und den basischen Nahrungsmitteln zu erzielen.

In jedem Stadium der Übersäuerung kann eine gesunde und ausgewogene Ernährungsweise positive Resultate erzielen. Es ist also nicht so, dass eine Azidose – eine Übersäuerung – nicht wieder umgekehrt werden kann.

Der ideale Zustand

Hier gibt es ein ausgewogenes Gleichgewicht im Säure-Basen-Haushalt und es liegt noch keine Übersäuerung des Organismus vor. Somit ist der Körper in jeglicher Hinsicht ausgeglichen. Die Puffersysteme reichen vollkommen aus, um Säuren zu neutralisieren und überschüssige Säuern wieder aus dem Körper zu leiten.

Im Idealzustand sind die Stoffwechselprozesse ausbalanciert und der Körper kann ordnungsgemäß seinen Aufgaben und Funktionsabläufen nachgehen.

Stadium 1 – latente Übersäuerung des Organismus

In diesem Stadium liegt eine leichte Übersäuerung vor. Die Säuren kann der Körper hier aber noch dank basischer Mineralien neutralisieren. Neutralisierte Säuren werden schließlich zu Salzen, die der Körper dann im Bindegewebe einlagert: Das kann sich bereits durch erste unangenehme Begleiterscheinungen wie zum Beispiel Kopfschmerzen, Sodbrennen, Verdauungsbeschwerden oder Müdigkeit bemerkbar machen. Diese Beschwerden sind zwar noch harmlos, sie können jedoch die körpereigenen Puffersysteme deutlich beanspruchen.

Expertenschätzungen zufolge sind rund 80 Prozent der Gesamtbevölkerung von einer solchen latenten Übersäuerung betroffen. Die Ursache dafür liegt meistens in einseitigen und ungesunden Ernährungsgewohnheiten.

Der Weg zurück zum Idealzustand ist jedoch bereits mit kleinen Veränderungen zu erreichen.

Stadium 2 – akute Übersäuerung

Bei einer akuten Übersäuerung können die Symptome und Begleiterscheinungen schon etwas deutlicher ausfallen und der Organismus wird in seiner Leistungsfähigkeit mehr und mehr geschwächt.

Insbesondere die Stoffwechselprozesse arbeiten nicht mehr einwandfrei. Der Körper ist bemüht, Giftstoffe und Salze über den Darm und die Nieren wieder herauszuleiten: Das kann sich häufig durch Symptome wie Erbrechen oder Durchfall bemerkbar machen. Diese Begleiterscheinungen deuten darauf hin, dass der Körper durch eigene Kräfte versucht, sich zu entgiften und von Schadstoffen und übermäßigen Säuren zu befreien.

Im zweiten Stadium ist der Organismus schon deutlich infekt- und krankheitsanfälliger. Diverse Entzündungen, Grippeerkrankungen und Erkältungskrankheiten mit Fieber deuten ebenfalls darauf hin, dass sich der Organismus zu reinigen versucht.

Diese Erkrankungen und Beschwerden treten jedoch nur vorübergehend auf: Aus diesem Grund wird das zweite Stadium ebenfalls als „vorübergehende Übersäuerung“ bezeichnet.

Auch hier können die körpereigenen Puffersysteme noch einiges ausrichten und wieder eine Balance in den Säure-Basen-Haushalt bringen, selbst wenn das deutlich mehr Mühe und Zeit in Anspruch nimmt. In diesem Stadium sind basenbildende Nahrungsmittel und Mineralien besonders wichtig, da sich sonst immer mehr Schlacken anreichern. Infolgedessen kommt es immer wieder zu neuen Infekten und Erkrankungen.

Dieser Entgiftungsprozess kostet den Organismus unheimlich viel Kraft und schwächt die Immunabwehrkräfte. Für die Psyche kann dieses Stadium bereits ebenfalls eine deutliche Belastung sein, denn ständiges Krank- und Unwohlsein zerrt an den Kräften. Es sind dringende Veränderungen in der täglichen Ernährungsweise notwendig, um die Gesundheit des Körpers und die Säure-Basen-Balance wiederherzustellen.

Stadium 3 – die chronische Übersäuerung

Wenn die ungute und ungesunde Situation aus Stadium 2 über Jahre hinweg so weitergeht, dann wird aus einer latenten Übersäuerung eine chronische. Bedauerlicherweise ignorieren jedoch sehr viele Menschen selbst in diesem Stadium noch die Warnsignale ihres Körpers.

In diesem Stadium reichen die körpereigenen Puffersysteme im Allgemeinen nicht mehr aus, um wieder eine gesunde Säure-Basen-Balance herzustellen.

Stadium 4 – die lokale Übersäuerung

Bei der lokalen Übersäuerung ist der Organismus schon deutlich übersäuert und kann mit der überschüssigen Säure gar nicht mehr fertigwerden. Es kommt zu Ablagerungen und internen Entzündungsprozessen. Sogar das Blut kann von der ungesunden pH-Wertverschiebung in diesem Stadium betroffen sein. Säuren haben im Allgemeinen eine dickere Konsistenz und infolgedessen wird das Blut dickflüssiger und zäher. Das führt schließlich dazu, dass die gesamte Durchblutung beeinträchtigt wird.

Es kann in einem solchen Fall zu gefährlichen gesundheitlichen Konsequenzen für das Herz und das Gehirn kommen. Das Herz braucht deutlich mehr Kraft, um seine Leistung zu erbringen und das Blut durch den gesamten Körper zu pumpen.

Die überschüssige Säure beeinträchtigt auch die roten Blutkörperchen und kann im schlimmsten Fall zu einem Blutfluss-Stopp führen: Infolgedessen kann es zu Schlaganfall oder Herzinfarkt kommen.

Wenn solche gefährlichen Beschwerden und Symptome eintreten, bekommen Patienten in diesem Akutstadium meistens intravenös Natriumbikarbonat verabreicht, eine basische Lösung! Auf diese Weise wird der pH-Wert des Blutes wieder auf einen gesunden Mittelwert von ungefähr 7 gebracht und kann den ganzen Körper gut durchbluten.

Stadium 5 – der sogenannte Säuretod

In diesem Stadium sind die Körperorgane durch den Säureüberschuss nicht nur belastet, sondern massiv überlastet! Im schlimmsten Fall kann es dann sogar zu einem Versagen einzelner Organe kommen. Die Säure dringt ungehindert in die Körperzellen ein und sorgt dort für den Zelltod.

Nierenversagen, Herzinfarkte oder Schlaganfälle mit tödlichen Folgen können die Konsequenz sein. Hier ist ein unverzügliches Handeln von größter Bedeutung!

Folgen einer chronischen Übersäuerung im Überblick

Wenn das Säure-Basen-Gleichgewicht maßgeblich gestört ist, kann sich eine chronische Übersäuerung, eine sogenannte Azidose, entwickeln. Die körpereigenen Puffersysteme versuchen diese auszugleichen – zum Beispiel über die Nieren, die Knochen, das Bindegewebe oder die Haut – und erschöpfen allmählich. Es kommt zu körperinternen Veränderungen, die jedoch durch eine hohe Basenzufuhr meistens gelindert oder sogar vollständig beseitigt werden können.

Wenn hingegen nichts unternommen wird, kann eine chronische Übersäuerung diese Folgen nach sich ziehen:

- **Cellulitis, Besenreiser & Bindegewebsschwäche**

  Wenn im Körper dauerhaft zu viel Säure anfällt, die aufgrund eines Basen-Mangels nicht mehr ausgeschieden werden kann, kommt es zu Veränderungen der Wasserbindung im Bindegewebe.

  Dies führt zu einer Funktionseinschränkung und einer Strukturveränderung. Insbesondere bei Frauen zeigen sich diese Effekte an den Oberschenkeln und am Po in Form der sogenannten Orangenhaut, der Cellulitis.

- **Verlust der Muskelmasse**

  Solange ausreichend Ammoniak durch die Nieren zur Verfügung gestellt wird, lässt sich ein Säureüberschuss problemlos neutralisieren und herausleiten. Das Problematische ist allerdings, dass es im Organismus keinen Ammoniakspeicher gibt. Besteht also mal ein erhöhter

Bedarf, muss der Körper diesen Stoff aus anderen Substanzen herstellen. Als Vorstufe dienen dafür bestimmte Aminosäuren, vor allem das sogenannte Glutamin in den Nieren. Aber auch dieser Vorrat ist begrenzt und somit greift der Organismus bei einer höheren Säurebelastung auf andere Strukturproteine zurück – das heißt leider vor allem auf die Muskulatur!

Ein chronischer Säureüberschuss führt somit ebenfalls – langfristig gesehen – zu einem Verlust der Muskelmasse.

- **Rheumatische Beschwerden, Schmerzen & Gelenkbeschwerden**

Die körpereigenen Schmerzrezeptoren reagieren sehr empfindlich und sensibel auf eine Übersäuerung. Selbst kleinste Reize können zur Auslösung von Schmerzen führen. Chronische Erkrankungen des Bindegewebes wie zum Beispiel die rheumatoide Arthritis gehen meist mit körperinternen Entzündungsprozessen einher: Diese setzen in den Gelenken vermehrt Säuren frei. Liegt nun eine mangelhafte Versorgung mit Basen vor, reagieren die Gelenke noch schmerzempfindlicher.

Aus diesem Grund ist eine adäquate Basenzufuhr vor allem bei Gelenkbeschwerden von zentraler Bedeutung. Es konnte im Rahmen medizinischer Studien beispielsweise gezeigt werden, dass Patienten mit chronischen Rückenschmerzen deutlich von einer gezielten Basenzufuhr profitieren konnten.

- **Abnahme der Knochendichte**

  Bereits eine leichte Übersäuerung kann zu einem Ungleichgewicht beim Knochenaufbau und -abbau führen: Infolgedessen kann es durch eine erhöhte Säurebelastung zu Osteoporose kommen.

  Je stärker die Übersäuerung ist, desto mehr Knochensubstanz wird abgebaut. Zu einer Osteoporose-Prävention gehört daher unbedingt die Vermeidung einer Übersäuerung im Organismus. Sogar bei einer bereits bestehenden Osteoporose-Erkrankung lässt sich durch eine hohe Zufuhr an Basen eine Verbesserung der Knochendichte erzielen.

- **Nierensteine**

  Bei einer chronischen Übersäuerung steigt zugleich die Calcium-Konzentration im Harn. Steigt dann gleichzeitig noch die Konzentration der sogenannten Oxalsäure an, kann das zur Bildung von Nierensteinen führen. Durch einen sauren Urin-pH-Wert wird zudem die Bildung von Harnsäuresteinen begünstigt.

- **Gicht**

  Eine zu hohe Harnsäurekonzentration im Blut führt zur Entstehung von Gichterkrankungen: Es kommt zu Durchblutungsstörungen, vor allem in den Zehengelenken. Erhöht sich der Säureüberschuss im Körper immer mehr, dann kann eine sogenannte Auskristallisierung der Harnsäure die Folge sein, die zu den typischen Schmerzen der Gicht führt.

Des Weiteren können folgende gesundheitliche Konsequenzen auftreten:

- chronisch erhöhter Blutdruck und Erkrankungen des Herz-Kreislauf-Systems
- Übergewicht
- Verdauungsprobleme
- Psychische Probleme und Unstimmigkeiten wie zum Beispiel Angstzustände, innere Unruhe oder gar Depressionen
- Schlafstörungen
- Hautausschlag, Akne, Juckreiz oder sonstige Hauterkrankungen
- Allergien
- Beeinträchtigungen der Durchblutung
- stumpfes, glanzloses Haar und Haarausfall
- muskuläre Schmerzen (Fibromyalgie)
- Konzentrationsschwäche und Leistungsabfall
- chronische Müdigkeit und Erschöpfungserscheinungen (Fatigue-Syndrom)
- erhöhte Anfälligkeit für Infekte – zum Beispiel grippale Infekte, aber auch Herpeserkrankungen (Lippenherpes oder Gürtelrose)
- erhöhtes Entstehungsrisiko für Krebserkrankungen

Wie kann sich der Körper selbst von einem Säureüberschuss befreien?

Im Körper entstehen also permanent Säuren und zusätzlich dazu werden sie noch über Nahrungs- und Genussmittel sowie über Medikamente zugeführt.

Der Körper ist von Natur aus so ausgestattet, dass er – bis zu einem gewissen Grad – selbstständig einen Säure-Basen-Ausgleich erzielen und somit einen reibungslosen Ablauf aller Stoffwechselprozesse sicherstellen kann.

Dafür besitzt er verschiedene Schutzmechanismen, sogenannte Puffersysteme, die den pH-Wert wieder ins Gleichgewicht bringen können. Die Funktionsweise dieser Mechanismen lässt sich in etwa vergleichen mit der Aufrechterhaltung der Körpertemperatur, die ebenfalls ganz automatisch abläuft: Wenn es beispielsweise zu heiß ist, beginnt der Organismus, den Körper über den Schweiß wieder abzukühlen. Ist es hingegen zu kühl, treibt er die Körpertemperatur durch die Energieverbrennung nach oben.

Die Ausleitung und Neutralisierung von Säuren ist ein ganz normaler Prozess unseres Körpers, der jeden Tag stattfindet. Der menschliche Körper kann sich durch folgende Mechanismen von einem Säureüberschuss befreien:

- **Puffersubstanzen im Blut**

  Wenn die Säurekonzentration auf ein gewisses Level ansteigt, beginnt der Organismus damit, diese überschüssige Säure zu binden und unschädlich zu machen. Bei einer geringen Säure-Konzentration kann diese gebundene Säure dann wieder freigesetzt werden. Die Stoffe, die zur Freisetzung der überschüssigen Säure in der Lage sind, heißen Puffersubstanzen: Solche sind zum Beispiel in den Körperzellen und im Blut vorhanden.

Der wichtigste Puffer ist das sogenannte Bikarbonat: Hierbei handelt es sich um eine Base, die effizient Säuren binden kann.

- **Ausgleich des Säureüberschusses über die Lunge**

Auch beim Ausatmen kann der Körper wieder Säuren loswerden, so etwa Kohlensäure in Form von Kohlendioxid.

Spezielle Atemtherapien oder Praktiken wie zum Beispiel Yoga üben gezielt das Atmen, um den Körper von überschüssigen Säuren und Toxinen zu befreien.

- **Säureausscheidung über die Nieren**

Die Nieren gehören zu den wichtigsten Körperorganen überhaupt und spielen eine zentrale Rolle bei der Ausscheidung von Säure. Die meisten Stoffwechselendprodukte und Giftstoffe landen hier, so ebenfalls überschüssige Säuren. Über den Urin werden diese dann aus dem Körper ausgeschieden.

Damit die Nieren ihren Aufgaben optimal nachkommen können, ist es sehr wichtig, genug zu trinken. Grundsätzlich sagen Experten, dass pro Kilogramm Körpergewicht ungefähr 40 ml Wasser pro Tag getrunken werden sollte. Zuckerfreies und kalorienfreies Trinken sollte hierbei natürlich absolut im Fokus stehen.

- **Ausscheidung übermäßiger Säuren über die Haut**

  Mediziner bezeichnen die Haut häufig als zweite Niere, da auch über sie zahlreiche Stoffwechselendprodukte, Toxine und Säuren aus dem Organismus ausgeschieden werden. Die Hautoberfläche ist von Natur aus leicht säuerlich: Dieser Säureschutzmantel dient der effizienten Abwehr von Krankheitserregern. Wird diese Säure beim Baden oder beim Duschen abgespült, gibt der Körper Säuren ab. Dasselbe ist beim Schwitzen der Fall. Es hat sich gezeigt, dass von einer basischen Ernährung vor allem Neurodermitis-Patienten profitieren können. In den meisten Fällen ist die genaue Ursache für diese belastende Hauterkrankung unklar. Eine Übersäuerung kann aber durchaus der Auslöser für einen erneuten Krankheitsschub sein.

  Eine basische Kost kann die Symptome somit positiv beeinflussen.

- **Ausscheidung über die monatliche Regelblutung der Frau**

  Frauen können auch über die Menstruationsblutung Säuren aus dem Körper ausscheiden. Je intensiver die Regelblutung ausfällt, desto übersäuerter ist im Grunde der Körper. Doch nicht nur die Stärke der Regelblutung, sondern auch die Dauer steht in einem engen Zusammenhang mit dem Verschlackungszustand des Körpers.

- **Säureausscheidung mithilfe basischer Mineralstoffe**

  Alle überschüssigen Säuren, die der Körper nicht ausscheiden kann, werden in Substanzen umgewandelt, die für den Organismus ungefährlich sind. Mithilfe von Basen wandelt der Körper diese Säuren in Salze um und neutralisiert sie somit. Diese basischen Mineralstoffe erhält der Körper im Regelfall aus der täglichen Nahrung, aber auch aus den körpereigenen „Mineralstoffdepots".

  Solche Depots befinden sich zum Beispiel in den Knochen, in den Wänden der Blutgefäße, in der Kopfhaut und im Bindegewebe. Die aus diesen Depots für die Neutralisierung der Säuren bezogenen Mineralstoffe müssen aber über die nächsten Mahlzeiten entsprechend wieder aufgefüllt werden. Wenn das nicht der Fall ist, kann es zu Haarausfall, Osteoporose oder anderen Krankheiten und Mangelerscheinungen kommen.

Gute Säuren, schlechte Säuren?

Nicht alle Säuren sind automatisch schlechte Säuren. Es gibt durchaus Säuren, die wir über die tägliche Ernährung aufnehmen und die sehr wertvoll für den Körper sind. Hierzu gehören zum Beispiel organische Säuren aus Früchten.

Ebenso gibt es gesunde Säuren, die der Körper an einigen Stellen selbst bildet und die spezifische Aufgaben erfüllen, so zum Beispiel die Säuren im Magen. Sie sind notwendig für eine gute Verdauung und die allgemeine Gesundheit des Körpers, denn durch diese Säuren werden bestimmte Verdauungsenzyme aktiviert.

Außerdem gibt es die Milchsäure im Dickdarm sowie in der Vagina: An beiden Orten erfüllt diese Säure eine Schutzfunktion. Im Dickdarm leben beispielsweise die „guten" Darmbakterien wie zum Beispiel die Bifidobakterien oder die Laktobazillen, die für die Gesundheit der Darmflora unverzichtbar sind. Sie brauchen ein saures Milieu, um dort gedeihen und überleben zu können. Erst dann können sie die täglich aufgenommenen Lebensmittel besser verdauen und daraus die für uns so wertvolle Energie extrahieren.

Auch in der Scheide der Frau muss eine saurer pH-Wert dominieren: Wird das Milieu nämlich hier zu alkalisch beziehungsweise basisch, wird die Vagina hochempfindlich und anfällig für allerlei Infektionen wie zum Beispiel Scheidenpilzerkrankungen oder eine bakterielle Vaginose.

Wenn die Säuren im Magen versehentlich neutralisiert werden, können bestimmte Nahrungsmittel nicht mehr ordnungsgemäß verdaut werden. Infolgedessen kann es zu einem schwerwiegenden Nähr- und Vitalstoffmangel kommen und langfristig zu einer Unterversorgung des Organismus.

Das zeigt, dass Säuren sehr wichtige Funktionen übernehmen und entscheidend für die Gesundheit sind. Somit dürfen sie nicht pauschal verteufelt und ebenso wenig als „schlechter“ als Basen angesehen werden.

Problematisch wird es nur, wenn Säuren im Übermaß auftreten oder sich an den falschen Stellen im Körper anreichern.

Zu den „schlechten“ Säuren gehört beispielsweise die Kohlensäure, die in Mineralwasser oder zuckerreichen Limonaden steckt. Ebenso zählt die Schwefelsäure in Schweinefleisch oder Trockenfrüchten zu den zu vermeidenden Säuren.

Weißmehlprodukte, sehr zuckerreiche Nahrungsmittel oder Arzneimittelpräparate wie Acetylsalicylsäure (ASS), die in Medikamenten wie Aspirin steckt, enthalten viel Essigsäure, die für den Körper ebenfalls zu den nicht empfehlenswerten Säuren gehört. Auch Kaffee und Schwarztee sind als eher problematische Säurelieferanten anzusehen.

Wie bei so vielen Dingen im Leben gilt jedoch mal wieder das Motto: Die Dosis macht das Gift. Ein moderater Kaffeegenuss oder hin und wieder ein Glas Cola führen noch lange nicht zu einer chronischen Übersäuerung des Organismus.

Säuren werden nur dann wirklich schädlich, wenn sie im Vergleich zu Basen im Übermaß aufgenommen werden, wenn also eine Disbalance durch schlechte Ernährungsgewohnheiten entsteht.

Die basische Ernährung für die Gesunderhaltung des Körpers

Eine basische Ernährung befreit den Körper von Schlacken, Säuren und Giftstoffen und schützt ihn somit. Naturheilkundler und immer mehr Schulmediziner raten zu einer basenüberschüssigen Kost, da diese sogar im Kampf gegen Krebserkrankungen sehr hilfreich sein kann. Die Experten gehen davon aus, dass die Krebszellen sehr gern in einem eher sauren Milieu gedeihen.

Im Zentrum der basischen Ernährung stehen natürlich basische Lebensmittel, die den säurebildenden Nahrungsmitteln vorgezogen werden sollten. Das Ziel dieser Ernährungsweise ist die Wiederherstellung des Gleichgewichts zwischen den Basen und den Säuren im Körper und somit der effektive Schutz vor einer chronischen Azidose.

Eine basische Ernährung kann einen wirksamen Basisschutz vor diversen Erkrankungen und Mangelerscheinungen bieten und somit die Gesundheit, aber auch das Wohlbefinden maßgeblich fördern!

Die richtige Gestaltung des täglichen Ernährungsplans ist dabei von zentraler Bedeutung. 70 bis 80 Prozent der täglichen Nahrungs- und Nährstoffzufuhr sollte über basische Lebensmittel gewährleistet werden.

Hier finden Sie eine Liste der unterschiedlichen Nahrungsmittel, die Ihnen als Orientierung bei der basischen Ernährung dienen soll:

Saure Nahrungsmittel und Nahrungsmittelgruppen

Saure Nahrungsmittel zeichnen sich in erster Linie durch einen hohen Proteinanteil aus, der die Säurebildung im körpereigenen Stoffwechsel noch verstärkt.

- **Wurstwaren & Fleisch**

  Beachten Sie jedoch, dass hochwertige Proteine für einen gesunden Stoffwechsel sehr wichtig sind und ebenso für den Muskel- und den Knochenaufbau.

- **Meeresfrüchte & Fisch**

  Diese Nahrungsmittel zählen allerdings zu den gesunden Säurebildnern, denn sie enthalten neben wertvollem Protein auch hochwertige Fettsäuren und andere zentrale Mikronährstoffe.

- **Eier**

  Sie sind ein sehr wertvolles Nahrungsmittel, doch durch den hohen Proteinanteil sauer.

- **Käse**

  Dieses Milchprodukt ist köstlich und gesund, doch es gilt: Je fester der Käse ist, desto mehr Säurebildner sind darin enthalten. Stark säurebildend ist zum Beispiel Parmesan.

- **Brot**

  Brot wirkt im Stoffwechsel zwar sauer, doch wenn es aus vollem Korn gebacken wurde, ist es reicher an basischen Mineralstoffen als Mischbrot oder Weißmehlbrot.

- **Nudeln**

  Dieses Nahrungsmittel kann leider nicht die Säure aus Käse und Fleisch neutralisieren, sondern steigert im Gegenteil noch die Säurebelastung.

- **Getreideprodukte**

  Vollkornprodukte sind gesund, enthalten aber ebenfalls recht viel Protein. Zusätzlich zu wertvollen Ballaststoffen, Vitaminen und Mineralstoffen liefern diese Nahrungsmittel leider auch eine gewisse Säurelast für den Körper.

<u>Folgende Getreideprodukte gelten als „gute" Säurebildner:</u>

✓ Couscous

✓ Bulgur

✓ Dinkel

✓ Roggen

✓ Hafer

✓ Gerste

✓ Hirse

✓ Ölsaaten

- **Cola**

  Cola und andere Limonaden enthalten nicht nur übermäßig Zucker, sondern bringen außerdem das Säure-Basen-Gleichgewicht gehörig durcheinander.

- **Hülsenfrüchte**

  Linsen, Kichererbsen, Bohnen & Co. enthalten reichlich hochwertiges Protein, sind aber dafür im Stoffwechsel sauer.

„Schlechte" Säurebildner im Überblick:

- ✓ Eier aus nicht Bio-Zucht
- ✓ Fleisch und Wurstwaren aus konventioneller Aufzucht
- ✓ Polierter Reis
- ✓ Industriell verarbeitete Fertiggerichte
- ✓ Zucker und zuckerhaltige Nahrungsmittel
- ✓ Softdrinks
- ✓ Essig
- ✓ Kaffee und koffeinhaltige Getränke wie etwa Energydrinks
- ✓ Essig – insbesondere Weißweinessig
- ✓ Ketchup

- ✓ Gehärtete raffinierte Fette wie zum Beispiel aus Margarine
- ✓ Senf

Basische Lebensmittel

Diese Nahrungsmittel können überschüssige Säuren neutralisieren und somit vor einer Azidose schützen.

- **Gemüse**

  Neben wertvollen Vitaminen, Spurenelementen, Mineralien und Antioxidantien liefern frische Gemüsesorten viele wertvolle Basen. Sie sollten daher im Idealfall besonders zu Fleisch gegessen werden.

  Zum Beispiel:

  - ✓ Auberginen
  - ✓ Avocado
  - ✓ Fenchel
  - ✓ Chinakohl
  - ✓ Frühlingszwiebeln
  - ✓ Gurken
  - ✓ Möhren
  - ✓ Knollensellerie
  - ✓ Porree
  - ✓ Kürbis

- ✓ Pfefferminze
- ✓ Rosmarin
- ✓ Zucchini
- ✓ Paprika
- ✓ Oliven
- ✓ Grünkohl
- ✓ Pastinaken
- ✓ Rote Bete
- ✓ Rotkohl
- ✓ Süßkartoffeln
- ✓ Eisbergsalat
- ✓ Zitronenmelisse
- ✓ Brokkoli
- ✓ Zwiebeln und Schalotten
- ✓ Spitzkohl
- ✓ Ingwer
- ✓ Rucola
- ✓ Romana-Salatherzen
- ✓ Junger Spinat
- ✓ Frische Sprossen

<u>ACHTUNG – schwach säurebildende Gemüsesorten:</u>

- ✓ Spargel
- ✓ Artischocken
- ✓ Rosenkohl

Kräuter:

- ✓ Thymian
- ✓ Petersilie
- ✓ Basilikum
- ✓ Bohnenkraut
- ✓ Pfeffer
- ✓ Oregano
- ✓ Majoran
- ✓ Salbei
- ✓ Lorbeer
- ✓ Liebstöckel
- ✓ Dill
- ✓ Muskat
- ✓ Kresse
- ✓ u.v.m.

- **Kartoffeln**

  Dieses Nahrungsmittel ist ebenfalls ein sehr wichtiger Basenlieferant. Verzehrt werden sollten Kartoffeln aber im Idealfall in gekochter Form und nicht als Chips oder Pommes.

- **Früchte**

  Auch in Obst sind freie Säuren enthalten und darum können manche Früchte säuerlich schmecken. Dennoch wirken Früchte im Organismus insgesamt eher basisch.

Zum Beispiel:

- ✓ Äpfel
- ✓ Ananas
- ✓ Aprikosen
- ✓ Birnen
- ✓ Brombeeren
- ✓ Erdbeeren
- ✓ Mangos
- ✓ Melonen
- ✓ Kirschen

- ✓ Zitronen
- ✓ Kaki
- ✓ Pflaumen
- ✓ Physalis
- ✓ Quitten
- ✓ Litschis
- ✓ Pfirsiche
- ✓ Stachelbeeren
- ✓ Bananen
- ✓ Johannisbeeren
- ✓ Nektarinen
- ✓ Kiwi
- ✓ Granatäpfel

- **Pilze**

Sie sind sehr wertvoll im Rahmen der basischen Ernährung und enthalten zahlreiche Mineralstoffe und Basen.

Zum Beispiel:

- ✓ Pfifferlinge
- ✓ Steinpilze

- ✓ Champignons
- ✓ Austernpilze
- ✓ Morcheln
- ✓ Shiitake-Pilze
- ✓ Portobello-Pilze

- **Schokolade**

  Je dunkler die Schokolade ist, also je höher der Kakaoanteil, desto basischer ist sie. Zudem liefert Kakao wertvolle Antioxidantien.

- **Fruchtsäfte**

  In Kombination mit Mineralwasser – also als Fruchtschorle – können Obstsäfte eine sehr wertvolle Basenquelle sein.

- **Mineralwasser**

  Je höher der Bikarbonatgehalt, desto basischer und wertvoller ist das Mineralwasser für den Körper.

Neutrale Nahrungsmittel

Diese Lebensmittel enthalten nur sehr wenige beziehungsweise sich ausbalancierende basische und saure Bestandteile.

- **Butter**

  Butter enthält gut verdauliches Fett: Die Säure eines Brotes kann dadurch allein aber nicht ausgeglichen werden.

- **Fette und Öle**

  Hochqualitative Öle sind ein essenziell wichtiger Bestandteil für die Gesundheit des Körpers. Sie belasten den Säure-Basen-Haushalt nicht.

- **Honig**

  Dieses leckere Süßungsmittel hat weder einen basischen noch einen sauren Effekt.

- **Leitungswasser**

  Das Leitungswasser in unserem Land ist in den meisten Fällen sehr mineralstoffarm und somit als neutrales Nahrungsmittel für den Säure-Basen-Haushalt einzustufen.

- **Milch**

  Bei Milch gleichen sich basische und saure Bestandteile aus. Molke ist hingegen eher basisch!

Tipps für die alltägliche Umsetzung – so gelingt der basische Lifestyle

Häufig hört man die Empfehlung, auf säurebildende Nahrungsmittel zu verzichten, um die Säure-Basen-Balance im Körper wiederherzustellen: Hierzu würde zum Beispiel der Verzicht auf Fleisch gehören. Das ist jedoch nicht immer die Lösung aller Probleme.

Ob ein Nahrungsmittel nun eher als sauer oder als basisch klassifiziert werden kann, lässt noch keine Rückschlüsse darüber zu, ob dieses Lebensmittel die Gesundheit fördert oder ihr schadet. Vor allem ältere Personen benötigen beispielsweise eine adäquate Proteinzufuhr, um die Knochendichte und die Muskelmasse zu erhalten. Daher lässt sich aus ernährungswissenschaftlicher Sicht sagen, dass es immer auf die richtige Menge und Kombination ankommt!

Bezüglich des Säure-Basen-Haushalts ist es vor allem von großer Bedeutung, die mit den proteinreichen Nahrungsmitteln zugeführte Säure durch passende Nahrungsmittel, im Idealfall im Rahmen derselben Mahlzeit, spätestens jedoch mit der nächstfolgenden, auszugleichen. So empfiehlt sich die Kombination basischer Nahrungsmittel wie zum Beispiel Früchte oder Gemüse mit säurebildenden Nahrungsmitteln wie etwa Fleisch. Mengenmäßig gesehen sollten Sie immer mehr Basenbildner auf Ihrem Teller haben, also beispielsweise mehr Gemüse oder mehr Obst. Für eine ideale Säurelast könnte die Verteilung demnach folgendermaßen aussehen: 150 Gramm Fleisch und 400 Gramm Gemüse.

Des Weiteren können Ihnen folgende Tipps bei einer basischen Ernährung helfen:

- Essen Sie zu jeder Tagesmahlzeit basische Nahrungsmittel wie Salat, Früchte oder Gemüse.
- Käse, Fisch und Fleisch sind nicht nur Säurebildner, sondern auch bedeutsame Nährstofflieferanten. Meiden Sie diese Nahrungsmittel nicht partout, sondern gleichen Sie die enthaltene Säure mit passenden basischen Nahrungsmitteln aus.
- Essen Sie sich nicht satt an säurereichen Nahrungsmitteln wie zum Beispiel Brot.
- Verzichten Sie, wo es nur geht, auf säurehaltige Beilagen wie Brot oder Nudeln.
- Brezeln, Süßigkeiten, Weißmehlprodukte und Kuchen gehören zur Kategorie der Genussmittel, die nicht täglich verzehrt werden sollten.
- Ziehen Sie Mineralwasser und Schorlen zuckerreichen Limonaden, Cola und Energydrinks immer vor.
- Verzichten Sie auf Snacks und Zwischenmahlzeiten. Gönnen Sie Ihrem Körper lieber essensfreie Zeiten, die er für eine gesunde Verdauung nutzen kann. Im Idealfall sollten Sie drei Mal täglich essen.
- Es kommt nicht wirklich darauf an, wann Sie essen, sondern vielmehr darauf, was auf Ihrem Teller landet. Die Rezepte dieses Buches sollen Ihnen hierfür eine wertvolle Inspirationsquelle sein.
- Wenn Sie gern Pasta oder Brot essen möchten, sollten Sie lieber zur Vollkornvariante greifen.

- Essen Sie nur kurz erhitztes Fett und so wenig gehärtete Fette wie nur möglich. Vermeiden Sie somit panierte Gerichte.
- Eine gute Alternative zu frischen Gemüse- und Fruchtsorten ist Tiefkühlkost.
- Verzichten Sie auf Fertiggerichte, denn diese enthalten reichlich ungesunden Zucker, künstliche Aromen und Konservierungsstoffe.

Rezepte

Frühstück

Schokoladen-Mousse mit Avocado

Menge: 6-8 Portionen

Zubereitungszeit: 15 Minuten

Zutaten

- ✓ 60 g Backkakao / Rohkakao
- ✓ 4 mittelgroße, entkernte und geschnittene Avocados
- ✓ 150 ml ungesüßte Mandelmilch
- ✓ 1 EL Vanille-Extrakt
- ✓ 55 g in Wasser eingeweichte Mandeln
- ✓ 1-2 Tropfen Stevia (flüssig)

Zubereitung

1. Geben Sie alle Zutaten in einen Mixer und zerkleinern Sie diese, so fein es geht, bis Sie eine einheitliche Masse erhalten.
2. Füllen Sie die Creme in Dessertförmchen und lassen Sie diese für 5 bis 6 Stunden im Kühlschrank ruhen.

3. Garnieren Sie die Schokoladen-Avocado-Mousse, wenn Sie möchten, noch mit einem Avocado-Streifen.

Basische Pfannkuchen mit Beeren

Menge: ca. 8 Pfannkuchen

Zubereitungszeit: 15 Minuten

<u>Zutaten</u>

- ✓ 120 g Mandelmehl
- ✓ 1 TL Stevia-Pulver
- ✓ 3 TL Natron oder Backpulver
- ✓ ½ TL frisch geriebene Muskatnuss
- ✓ 250 ml Kokosmilch
- ✓ Prise Salz
- ✓ 1 zerdrückte mittelgroße Banane
- ✓ 1 EL Butter
- ✓ 100 g Erdbeeren (geputzt und kleingeschnitten)
- ✓ 100 g Himbeeren
- ✓ 80 g Heidelbeeren

<u>Zubereitung</u>

1. Geben Sie das Mandelmehl mit dem Stevia-Pulver, dem Natron oder Backpulver und der Muskatnuss in eine Küchenschüssel. Geben Sie dann noch eine Prise Salz hinzu.
2. Vermischen Sie die zerdrückte Banane mit der Kokosmilch.

3. Geben Sie nun das Bananen-Kokosmilch-Gemisch in die Mitte der Mehl-Backpulver-Mischung. Mixen Sie anschließend alle Zutaten ordentlich durch, bis ein glatter Teig entsteht.
4. Erhitzen Sie dann in einer Pfanne die Butter.
5. Backen Sie aus dem Teig einzeln die Pfannkuchen aus.
6. Servieren Sie die fertigen Pfannkuchen mit den frischen Beeren.

Grapefruit-Buchweizen-Porridge

Menge: 2 Portionen

Zubereitungszeit: 20 Minuten

Zutaten

- ✓ 200 ml Wasser
- ✓ 180 g Buchweizen
- ✓ 1 EL Zimt
- ✓ 1 l ungesüßte Mandelmilch
- ✓ 2 EL Mandelbutter
- ✓ 2 geschälte und geschnittene Grapefruits

Zubereitung

1. Geben Sie das Wasser zum Buchweizen. Lassen Sie es aufkochen, bis der Buchweizen das gesamte Wasser aufgesogen hat.
2. Lassen Sie den Weizen noch 5 Minuten weiterköcheln und geben Sie anschließend die Mandelmilch hinein. Rühren Sie kräftig um.
3. Geben Sie zum Schluss den Zimt und die Mandelbutter ins Porridge.
4. Richten Sie das Buchweizen-Porridge in Müslischalen an und garnieren Sie mit frischen Grapefruits.

Vitalisierender Green-Smoothie

Menge: 1-2 Portionen

Zubereitungszeit: 10 Minuten

Zutaten

- ✓ 250 ml Kokosmilch
- ✓ 5 Eiswürfel
- ✓ 1 TL Zimt
- ✓ 50 g Ananas
- ✓ 130 g Baby-Spinat
- ✓ Saft von 2 Bio-Zitronen

Zubereitung

1. Geben Sie alle Zutaten – bis auf den Saft der Zitronen – in einen Mixer oder einen Multi-Zerkleinerer und mixen Sie alles kräftig durch.
2. Zum Schluss den Zitronensaft hineingießen, in Gläser gießen und mit den Eiswürfeln servieren.

Gebackener Apfel mit frischen Erdbeeren

Menge: 6 Portionen

Zubereitungszeit: 15 Minuten

Zutaten

- ✓ Saft einer Bio-Zitrone
- ✓ 1 TL Stevia-Pulver
- ✓ 3 mittelgroße rote Äpfel
- ✓ 1,5 TL Zimt
- ✓ 5 EL Wasser
- ✓ 150 g Erdbeeren

Zubereitung

1. Heizen Sie den Backofen vor – auf 200 Grad Celsius.
2. Vermischen Sie den Saft der Bio-Zitrone mit dem Stevia-Pulver und dem Wasser in einer Schüssel zu einer glatten Flüssigkeit.
3. Halbieren und entkernen Sie nun die Äpfel. Tunken Sie dann jede Apfelhälfte in die Zitronen-Stevia-Flüssigkeit. Stellen Sie die restliche Flüssigkeit beiseite.
4. Backen Sie nun die Apfelhälften im Ofen bei 200 Grad 25 Minuten lang.
5. Geben Sie anschließend über die fertigen Backäpfel die kleingeschnittenen Erdbeeren.

6. Gießen Sie dann die restliche Sauce darüber und backen Sie alles noch weitere 10 Minuten bei 150 Grad Umluft.
7. Servieren Sie die Speise noch heiß.

Proteinreicher & basischer Ingwer-Smoothie

Menge: 1-2 Portionen

Zubereitungszeit: 5 Minuten

Zutaten

- ✓ 125 g Spitzkohl
- ✓ 4 TL Granatapfelkerne
- ✓ 1 mittelgroße gewürfelte Möhre
- ✓ 1 TL Ingwer (Pulver oder sehr kleingeschnitten)
- ✓ 250 ml Kokosmilch
- ✓ 60 g Hanfproteinpulver

Zubereitung

1. Geben Sie alle Zutaten in einen Mixer und pürieren Sie alles kräftig durch. Manchmal braucht es ein wenig Geduld, bis eine homogene Smoothie-Masse entsteht.
2. Genießen Sie den basischen Ingwer-Smoothie am besten nach einer Trainingseinheit oder morgens für einen energiereichen Start in den Tag.

Basisches Kokos-Apfel-Frühstück

Menge: 2 Portionen

Zubereitungszeit: 15 Minuten

Zutaten

- ✓ 2 mittelgroße, geschälte und gewürfelte Äpfel
- ✓ 1 EL Kokosöl
- ✓ 1,5 TL Zimt
- ✓ 1 TL Stevia-Pulver
- ✓ 2 EL Chiasamen
- ✓ 2 EL Kakaopulver
- ✓ 1 EL Gerstengras

Zubereitung

1. Erhitzen Sie das Kokosöl. Geben Sie dann die gewürfelten Äpfel, das Zimt- sowie das Stevia-Pulver hinzu. Lassen Sie alles 5 bis 10 Minuten köcheln.
2. Nehmen Sie nun den Topf von der Kochplatte und geben Sie den Kakao sowie die Chiasamen hinein.
3. Rühren Sie alles gut um und füllen Sie es in Dessert-Förmchen.
4. Garnieren Sie das Kokos-Apfel-Frühstück vor dem Servieren noch mit dem Gerstengras.

Zimt-Kürbis-Brei

Menge: 2 Portionen

Zubereitungszeit: 20 Minuten

Zutaten

- ✓ 250 ml nicht gesüßte Mandelmilch
- ✓ 250 ml Wasser
- ✓ 1 TL Zimt
- ✓ 2 EL gemahlene Leinsamen
- ✓ 170 g Quinoa
- ✓ Saft einer Bio-Zitrone
- ✓ 125 g pürierter Hokkaido-Kürbis

Zubereitung

1. Vermischen Sie das Wasser mit der Mandelmilch.
2. Bringen Sie diese Mischung in einem Kochtopf zum Kochen. Geben Sie nun alle Zutaten – bis auf die Leinsamen und den Zitronensaft – hinzu.
3. Lassen Sie alles 10 Minuten köcheln, bis die ganze Flüssigkeit aufgesogen worden ist.
4. Nehmen Sie den Topf anschließend vom Herd und geben Sie die gemahlenen Leinsamen hinein.
5. Vermischen Sie alles gut miteinander und geben Sie den Brei in kleine Schüsselchen.
6. Träufeln Sie zuletzt noch den Zitronensaft darüber.

Basische Heidelbeer-Muffins

Menge: 4 Portionen

Zubereitungszeit: 20 Minuten

Zutaten

- ✓ 100 g Mandelmehl
- ✓ 4 EL Kokosraspel
- ✓ 1 mittelgroße, zerstampfte Banane
- ✓ 1 TL Vanille-Extrakt
- ✓ 100 g Heidelbeeren
- ✓ 120 ml Mandelmilch (ungesüßt)
- ✓ 30 g Mandeln
- ✓ 2 TL Natron oder Backpulver

Zubereitung

1. Heizen Sie zunächst einmal den Backofen auf 180 Grad vor.
2. Vermischen Sie dann in einer Küchenschüssel das Mandelmehl mit den Kokosraspeln und dem Backpulver.
3. Vermischen Sie in einer separaten Schüssel die zerdrückte Banane mit der Mandelmilch und dem Vanille-Extrakt.
4. Geben Sie anschließend die Bananenmischung in die Mehlmischung hinein und rühren Sie vorsichtig um.

5. Zum Schluss noch die Heidelbeeren vorsichtig in den Muffin-Teig hineingeben.
6. Füllen Sie diese Backmischung in Muffin-Förmchen und backen Sie die basischen Muffins 25 Minuten lang bei 180 Grad Celsius.
7. Sie können diese Heidelbeer-Muffins kalt oder auch ofenwarm genießen.

Exotisches Knusperriegel für eine ausgeglichene Säure-Basen-Balance

Menge: 4 Portionen

Zubereitungszeit: 15 Minuten

Zutaten

- ✓ 1 TL Kokosöl
- ✓ 2 EL Stevia-Pulver
- ✓ 2 TL Zimt
- ✓ 35 g eingeweichte Mandeln
- ✓ 35 g getrocknete Datteln
- ✓ 30 g Kürbiskerne
- ✓ 35 g getrocknete Kokosnussflocken
- ✓ 150 g gekochte Quinoa
- ✓ 1 TL Vanille-Extrakt
- ✓ 1 TL gemahlener Ingwer

Zubereitung

1. Heizen Sie zunächst einmal Ihren Backofen auf 150 Grad vor.
2. Verquirlen Sie das Kokosöl mit dem Stevia-Pulver und dem Vanille-Extrakt zu einem Sirup.

3. Vermischen Sie auch die vorgekochte Quinoa mit dem Zimtpulver und verteilen Sie alles gleichmäßig auf einem Backblech.
4. Backen Sie alles im Ofen 10 Minuten lang bei 150 Grad.
5. Verteilen Sie anschließend gleichmäßig die eingeweichten Mandeln, die Kürbiskerne und die getrockneten Kokosnussflocken darüber.
6. Träufeln Sie den Sirup darüber und backen Sie das Müsli weitere 20 Minuten im Ofen.
7. Zum Schluss noch die getrockneten Datteln hinzugeben und alles gut auskühlen lassen.
8. Schneiden Sie die abgekühlte Mischung in Riegelform.

Mittagessen

Zucchini-Spirelli mit Basilikum-Pesto

Menge: ca. 8 Pfannkuchen

Zubereitungszeit: 15 Minuten

Zutaten für das Pesto:

- ✓ 50 g frisches Basilikum
- ✓ 1 EL griechisches Olivenöl
- ✓ Saft einer Bio-Zitrone
- ✓ 3 zermahlene Knoblauchzehen
- ✓ Salz
- ✓ Pfeffer
- ✓ 45 g Walnüsse
- ✓ 25 g geriebener Parmesankäse

Zutaten für die Zucchini-Pasta:

- 300 g Zucchini-Spirelli
- 2 EL Kokosöl

Zubereitung

1. Verarbeiten Sie zunächst einmal mit einem Spiralschneider die Zucchini zu spiralförmigen Nudeln.

2. Braten Sie dann die Walnüsse im Olivenöl an, bis sie schön goldbraun werden.
3. Geben Sie zwischenzeitlich alle Zutaten für das Pesto in einen Mixer und pürieren Sie alles kräftig durch.
4. Erhitzen Sie nun das Kokosöl und geben Sie die Zucchini-Nudeln hinein.
5. Braten Sie sie rund 5 Minuten lang an.
6. Vermengen Sie nun die Zucchini-Nudeln mit dem Basilikum-Pesto.

Süßkartoffel-Quinoa-Bowl

Menge: 2-4 Portionen

Zubereitungszeit: 30 Minuten

Zutaten

- ✓ 2 große gewürfelte Süßkartoffeln
- ✓ 200 g schwarze Bohnen – abgetropft und gekocht
- ✓ 160 g Quinoa
- ✓ 4 mittelgroße geschnittene Möhren
- ✓ ½ Rotkohl (zerkleinert)
- ✓ 1 zerkleinerter Grünkohl
- ✓ Zitronensaft (Bio-Zitrone)
- ✓ 2 gewürfelte Avocados (geschält und entsteint)
- ✓ 1 EL Hummus
- ✓ 2 EL Kokosöl
- ✓ Salz, Pfeffer

Zubereitung

1. Heizen Sie den Backofen auf 180 Grad vor.
2. Bepinseln Sie dann eine Gratinform mit dem Kokosöl und geben Sie die gewürfelten Süßkartoffeln hinein.
3. Würzen Sie alles mit Pfeffer und Salz so, wie es Ihnen am besten schmeckt. Backen Sie die Kartoffeln dann für 30 Minuten im Ofen.

4. Kochen Sie zwischenzeitlich die Quinoa.
5. Verteilen Sie die fertig gegarten Süßkartoffelwürfel auf Schüsseln und geben Sie dann die gekochte Quinoa darüber.
6. Kochen Sie rund 10 Minuten lang in siedendem Wasser den Grünkohl, den Rotkohl und die Möhren.

   Nun auch die schwarzen Bohnen, die Möhren, den Rotkohl und den Grünkohl gleichmäßig darüber verteilen.
7. Beträufeln Sie alles mit Zitronensaft, garnieren Sie mit den Avocado-Würfeln und würzen Sie ganz nach Ihrem Geschmack.

Basische Spinatsuppe

Menge: ca. 4-5 Portionen

Zubereitungszeit: 25 Minuten

Zutaten

- ✓ 2 EL Kokosöl
- ✓ 2 Lauchstangen (bitte nur den weißen Teil verwenden)
- ✓ 4 zermahlene Knoblauchzehen
- ✓ 3 geschnittene Staudensellerie-Stangen
- ✓ 1,8 l Gemüsebrühe
- ✓ 200 g fein geschnittene Spinatblätter
- ✓ 1 Handvoll frisch gehackte Petersilie
- ✓ Pfeffer
- ✓ Meersalz
- ✓ 5 Brokkoliröschen

Zubereitung

1. Schneiden Sie zunächst einmal den weißen Teil der beiden Lauchstangen in kleine Stückchen. Erhitzen Sie in einer Pfanne das Kokosöl und schwenken Sie darin den gemahlenen Knoblauch und den Lauch, bis er leicht bräunlich wird.

2. Geben Sie nun den geschnittenen Staudensellerie und die Brokkoliröschen hinzu. Schwenken Sie alles 5 bis 10 Minuten und rühren Sie stetig um.
3. Löschen Sie dann alles mit der Gemüsebrühe ab und bringen Sie es auf niedrigster Flamme zum Kochen. Geben Sie jetzt noch die Spinatblätter und die Petersilie zur Suppe hinzu und lassen Sie sie 5 Minuten weiterköcheln.
4. Pürieren Sie nun mit einem Pürierstab alles schön fein durch und würzen Sie mit Pfeffer und Meersalz nach Ihrem persönlichen Geschmack.

Avocado-Pilz-Salat

Menge: 4 Portionen

Zubereitungszeit: 30 Minuten

Zutaten

Für den Salat:

- ✓ 200 g frische Champignons
- ✓ 1 reife Avocado
- ✓ 2 EL Sonnenblumenkerne
- ✓ 300 g junger Blattspinat
- ✓ 1 TL Sesamöl
- ✓ 300 g Kirschtomaten
- ✓ 1 Bio-Apfel

Für das Dressing:

- ✓ 1 EL Agavendicksaft
- ✓ ½ Bund Petersilie
- ✓ Saft einer ½ Bio-Zitrone
- ✓ Frisch gemahlener Pfeffer
- ✓ 4 EL natives Olivenöl
- ✓ 2 EL Apfelsaft
- ✓ Meersalz

Zubereitung

1. Zuerst den Spinat waschen. Die Pilze putzen und klein schneiden. Halbieren Sie im nächsten Schritt die Avocado und entfernen den Kern. Waschen Sie nun die Tomaten und schneiden sie in Achtel. Den Bio-Apfel ebenfalls waschen und in Würfel schneiden.

2. Widmen Sie sich nun dem Dressing. Waschen und hacken Sie zuerst die Petersilie. Vermengen Sie in einer Schüssel nun den Apfelsaft mit dem Öl, dem Zitronensaft und dem Agavendicksaft. Verrühren Sie alles gründlich und geben die Petersilie hinzu. Würzen Sie alles mit Pfeffer und Salz.

3. Erhitzen Sie anschließend in einer Pfanne das Sesamöl und rösten die Sonnenblumenkerne darin. Dann herausnehmen und zur Seite stellen. Vermischen Sie im nächsten Schritt die Pilze mit dem Spinat, den Tomaten, der Avocado und dem Apfel. Träufeln Sie das Dressing darüber und vermengen alles gründlich. Zum Schluss die Sonnenblumenkerne darüber geben und servieren.

Würziger Rettich-Salat

Menge: 4 Portionen

Zubereitungszeit: 20 Minuten

Zutaten

- ✓ 2 TL flüssiger Bio-Waldhonig
- ✓ 500 g weißer Rettich
- ✓ 2 TL mittelscharfer Senf
- ✓ 100 g Sahne
- ✓ 3 TL Sahnemeerrettich
- ✓ Meersalz
- ✓ Gemahlener Pfeffer
- ✓ ½ Bund frische Petersilie
- ✓ 1 Bio-Strauchtomate
- ✓ 1 Bio-Gurke
- ✓ 200 g Matjesfilets

Zubereitung

1. Vermengen Sie für das Dressing Senf, Sahnemeerrettich und den flüssigen Waldhonig in einer großen Salatschüssel miteinander. Würzen Sie alles mit Pfeffer und Salz.
2. Schneiden Sie die Matjesfilets in feine Streifen. Den Rettich als Nächstes schälen und raspeln. Die Gurke

ebenfalls schälen und raspeln. Waschen Sie die Petersilie und hacken diese klein. Vermischen Sie nun Rettich, Matjes, Gurke und Petersilie mit dem Dressing.

3. Die Tomate waschen und in Spalten schneiden. Den Salat vor dem Servieren mit den Tomatenspalten garnieren.

Cremige Brokkoli-Blumenkohlsuppe

Menge: 4 Portionen

Zubereitungszeit: 20 Minuten

Zutaten

- ✓ 400 g Brokkoli
- ✓ 150 g Kartoffeln (mehligkochend)
- ✓ 1 EL Butter
- ✓ 2 EL Pinienkerne
- ✓ Salz
- ✓ 100 g Sahne
- ✓ 400 g Blumenkohlröschen
- ✓ 2 Küchenzwiebeln
- ✓ Pfeffer
- ✓ frisch geriebene Muskatnuss
- ✓ Saft einer ½ Bio-Zitrone

Zubereitung

1. Brokkoli und Blumenkohl putzen und waschen, in kleine Röschen teilen und den Strunk in Stücke schneiden. Zwiebeln schälen und fein würfeln. Die Kartoffeln schälen und würfeln.
2. Die Butter in einem Topf zerlassen und Zwiebeln darin glasig dünsten. Den Brokkoli und den Blumenkohl mit den Kartoffeln ca. 3 Minuten mitdünsten. ½ l Wasser

angießen und alles zugedeckt bei mittlerer Hitze ca. 10 Minuten köcheln lassen. Dann mit dem Stabmixer pürieren und mit Salz, Pfeffer und Muskatnuss würzen. Bei Bedarf noch bis zu ¼ l Wasser unterrühren. Nach Belieben Zitronensaft hinzufügen.

3. Inzwischen Pinienkerne in einer beschichteten Pfanne ohne Fett leicht rösten, dann herausnehmen. Die Sahne steif schlagen. Die Suppe auf Teller verteilen und mit Sahne und Pinienkernen garnieren.

Möhreneintopf

Menge: 4 Portionen

Zubereitungszeit: 40 Minuten

Zutaten

- ✓ 400 g festkochende Kartoffeln
- ✓ 1 EL Butter
- ✓ 1 Stange Lauch
- ✓ 1 Bio-Möhre
- ✓ 1 TL mittelscharfer Senf
- ✓ 1 Bund Dill
- ✓ 1 TL Sojasauce
- ✓ 100 g Sahne
- ✓ Salz
- ✓ 1 Küchenzwiebel
- ✓ Frisch gemahlener Pfeffer

Zubereitung

1. Schälen Sie die Zwiebeln und würfeln sie anschließend klein. Die Möhre und Kartoffeln schälen und würfeln. Zerlassen Sie als Nächstes die Butter in einem großen Topf und dünsten die Zwiebel darin glasig an. Möhren- und Kartoffelwürfel dazugeben und ca. 2 Minuten mitdünsten. 1 l Wasser angießen und alles zugedeckt bei mittlerer Hitze ca. 20 Min garen.

2. Den Lauch putzen, gründlich waschen und in Streifen schneiden. Die Lauchstreifen zum Eintopf geben und alles noch ca. 10 Minuten garen.
3. Inzwischen den Dill waschen und fein hacken. Sobald das Gemüse gar ist, den Eintopf nach Belieben mit Sahne verfeinern und mit Salz, Pfeffer, Senf und Sojasauce kräftig würzen. Zum Servieren den Dill darüberstreuen.

Basische Kartoffel-Rote-Bete-Pfanne

Menge: 4 Portionen

Zubereitungszeit: 60 Minuten

Zutaten

Für die Pfanne:

- ✓ Frisch gemahlener Pfeffer
- ✓ 750 g Rote Bete
- ✓ 2 Bio-Äpfel
- ✓ 2 EL Rapsöl
- ✓ 2 Küchenzwiebeln
- ✓ 200 ml Apfelsaft
- ✓ Salz

Für die Kartoffeln:

- ✓ 1 Bund Petersilie
- ✓ 1 kg festkochende Kartoffeln
- ✓ Salz

Zubereitung

1. Für die Pfanne die Zwiebeln schälen und fein würfeln. Die Rote Bete schälen und in ca. 5 mm große Würfel schneiden. Das Öl in einer Pfanne erhitzen und die Zwiebeln und Rote Bete darin ca. 5 Minuten dünsten. Löschen Sie alles mit dem Apfelsaft ab.

2. Im nächsten Schritt die Äpfel waschen, schälen und in Würfel schneiden. Geben Sie die gewürfelten Äpfel zu der Rote Bete hinzu und lassen alles zugedeckt für 40 Minuten köcheln. Würzen Sie alles mit Pfeffer und Salz.

3. In der Zwischenzeit für die Petersilienkartoffeln die Kartoffeln schälen und würfeln. In Salzwasser zugedeckt bei mittlerer Hitze für 20 Minuten kochen. Währenddessen die Petersilie waschen und klein hacken. Die Kartoffeln abgießen und die Petersilie untermengen. Servieren Sie alles zusammen mit der Rote-Bete-Pfanne.

Reis mit Süßkartoffeln

Menge: 4 Portionen

Zubereitungszeit: 40 Minuten

Zutaten

- ✓ 700 g Süßkartoffeln
- ✓ 3 Bio-Äpfel
- ✓ 1 gelbe Paprikaschote
- ✓ 3 Küchenzwiebeln
- ✓ 250 g Basmatireis
- ✓ Pfeffer
- ✓ Salz
- ✓ 1 Knoblauchzehe
- ✓ 3 EL Rapsöl
- ✓ 2 EL Rosinen
- ✓ 2 TL Currypulver
- ✓ 170 g Mungobohnensprossen
- ✓ ½ TL gemahlener Ingwer
- ✓ Gemahlener Koriander

Zubereitung

1. Zwiebeln schälen und in Ringe schneiden. Knoblauch schälen und fein hacken. Süßkartoffeln schälen und in

ca. 2 cm große Stücke schneiden. Äpfel waschen, vierteln und Kerngehäuse entfernen. Die Viertel erst in Achtel, dann quer in dünne Scheiben schneiden.

2. Paprikaschote halbieren und Kerne und weiße Trennhäute entfernen, Hälften waschen und in feine Streifen schneiden. Mungobohnensprossen in einem Sieb abbrausen und abtropfen lassen. Basmatireis in Salzwasser nach Packungsanweisung garen.

3. Inzwischen Öl in einer hohen Pfanne erhitzen und Zwiebeln darin glasig dünsten. Süßkartoffeln hinzufügen und ca. 2 Minuten mitdünsten. Äpfel und Paprika dazugeben. 200 ml Wasser angießen und Sprossen und Rosinen hinzufügen. Alles mit Salz, Curry, Ingwer, Koriander und Pfeffer würzen und zugedeckt bei mittlerer Hitze noch 3-5 Minuten garen. Das Curry mit Basmatireis servieren.

Tofu-Nudel-Pfanne mit Pilzen

Menge: 4 Portionen

Zubereitungszeit: 40 Minuten

Zutaten

Für die Pfanne:

- ✓ 8 EL Sojasauce
- ✓ 2 TL flüssiger Bio-Waldhonig
- ✓ Salz
- ✓ 3 Stängel frische Petersilie
- ✓ 1 Küchenzwiebel
- ✓ 80 g Sahne
- ✓ Frisch gemahlener Pfeffer
- ✓ 300 g Tofu
- ✓ 400 g frische Pfifferlinge
- ✓ 1 Bio-Orange
- ✓ 2 EL Rapsöl
- ✓ 80 ml Weißwein

Für die Nudeln:

- ✓ 400 g Bandnudeln
- ✓ Meersalz

Zubereitung

1. Waschen Sie als Erstes die Orange heiß ab und trocknen sie anschließend. Reiben Sie die Schale ab und pressen den Saft (ca. 100 ml) aus. Vermischen Sie beides zusammen mit der Sojasauce und dem Honig zu einer Marinade. Mit Salz und Pfeffer kräftig würzen. Würfeln Sie als Nächstes den Tofu fein und vermengen ihn mit der gerade angerührten Marinade. Lassen Sie alles zugedeckt im Kühlschrank für 2 Stunden ziehen.

2. Kochen Sie nun die Bandnudeln nach Anleitung im Salzwasser bissfest. In ein Sieb abgießen und gut abtropfen lassen.

3. Waschen und putzen Sie in der Zwischenzeit die Pilze. Die Zwiebel schälen und in kleine Würfel schneiden. Waschen Sie die Petersilie und hacken diese klein. Den Tofu in ein Sieb abgießen und dabei die Marinade auffangen.

4. In einer Pfanne 1 EL Öl erhitzen und die Pilze darin anbraten. Mit Salz und Pfeffer würzen und in eine Schüssel geben. Als Nächstes die Zwiebel und Tofu in 1 EL heißem Rapsöl kräftig anbraten und unter die Pilze mengen. Gießen Sie den Bratensatz mit der Tofu-Marinade an und lassen es etwas einkochen. Wein und Sahne einrühren und die Sauce über die Pilze geben. Garnieren Sie die Tofu-Pfanne mit der frischen Petersilie und servieren alles mit den Bandnudeln.

Abendessen

Sommerlicher Gemüsesalat für eine ideale Säure-Basen-Balance

Menge: 2 Portionen

Zubereitungszeit: 15 Minuten

Zutaten

- ✓ 1 große gekochte und geschnittene Rote Bete
- ✓ 6 große Radieschen (in Scheiben geschnitten)
- ✓ 1 Bio-Orange
- ✓ 1 gewürfelte rote Küchenzwiebel
- ✓ 1 Zucchini – mit dem Spiralschneider zu Nudeln verarbeitet
- ✓ 1 geschnittene rote Paprika
- ✓ 2 EL Kokosöl
- ✓ 50 g Mandeln

Für das Dressing:

- ✓ 2 EL griechisches Olivenöl
- ✓ 2 TL frischer oder getrockneter Oregano
- ✓ 1 gemahlene Knoblauchzehe
- ✓ 25 ml Kokosmilch

- ✓ Saft einer Bio-Zitrone
- ✓ 2 Tropfen Flüssig-Stevia
- ✓ 1 EL geschnittene frische Petersilie
- ✓ Meersalz

Zubereitung

1. Schwitzen Sie zunächst einmal die Zucchini-Spirelli im Kokosöl an.
2. Schälen Sie dann die Orange und schneiden Sie diese in kleine Stückchen. Geben Sie nun die Orange mit allen anderen Salatzutaten in eine große Salatschüssel.
3. Geben Sie nun noch die Zucchini-Spirelli darüber.
4. Vermischen Sie nun alle Dressing-Zutaten gut miteinander und gießen Sie es über den Sommersalat.
5. Rösten Sie zum Schluss noch die Mandeln völlig fettfrei in einer Pfanne an und geben Sie diese über den Salat.
6. Servieren Sie den Salat gern noch mit frischen Kräutern.

Kichererbsen-Kohlsuppe nach basischer Art

Menge: 2-3 Portionen

Zubereitungszeit: 25 Minuten

Zutaten

- ✓ 1 l Gemüsebrühe
- ✓ 1 mittelgroße gewürfelte Küchenzwiebel
- ✓ 3 gemahlene Knoblauchzehen
- ✓ 2 geschnittene Staudensellerie-Stangen
- ✓ 3 EL Rotwein
- ✓ 4 EL griechisches Olivenöl
- ✓ Prise Salz
- ✓ Schwarzer Pfeffer
- ✓ 2 TL frisches Basilikum
- ✓ 200 g Kichererbsen (abgetropft, aus der Dose)
- ✓ 100 g Kohl (ohne Strunk, in Streifen geschnitten)

Zubereitung

1. Geben Sie den Staudensellerie, den gemahlenen Knoblauch und die fein gewürfelte Zwiebel in einen Topf und dünsten Sie alles im Olivenöl. Alternativ können Sie diese Zutaten auch mit dem Olivenöl in einer Pfanne schwenken.

2. Gießen Sie nun die Gemüsebrühe hinzu und geben Sie das frische Basilikum und die abgetropften Kichererbsen dazu. Alles nach Belieben mit Pfeffer und einer Prise Salz würzen.

3. Lassen Sie die Suppe rund eine Viertelstunde lang auf mittlerer Flamme vor sich hin köcheln.

4. Pürieren Sie nun den gesamten Topfinhalt mit dem Stabmixer und geben Sie zu dieser pürierten Mischung noch den in Streifen geschnittenen Kohl hinzu.

5. Servieren Sie die basische Kohlsuppe.

Zanderfilet mit Dillkartoffeln und mediterranem Gemüse

Menge: 4 Portionen

Zubereitungszeit: 45 Minuten

Zutaten

- ✓ 400 g Zanderfilet (4 Fischfilets)
- ✓ 1,5 Bio-Zitronen
- ✓ 250 g frische Kirschtomaten
- ✓ 250 g Karotten
- ✓ 2 mittelgroße Zucchini
- ✓ Pfeffer und Salz
- ✓ 1 Stange Bio-Lauch
- ✓ 1 Dose Mais (285 g Abtropfgewicht)
- ✓ 1 Schalotte
- ✓ 2 Knoblauchzehen
- ✓ 5 Zweige frischer Thymian
- ✓ 1 Zweig frischer Rosmarin
- ✓ 8 Salbeiblätter
- ✓ 800 g Kartoffeln (festkochend)
- ✓ 2 Stängel Dill
- ✓ Olivenöl

Zubereitung

1. Heizen Sie Ihren Backofen auf 200 Grad Celsius vor.

2. Fetten Sie dann eine Gratinform mit dem Olivenöl ein. Waschen Sie das Zanderfilet und tupfen Sie es mit einem Küchenpapier trocken. Anschließend nach Belieben pfeffern und salzen. Geben Sie dann die Fischfilets in die Gratinform. Pressen Sie nun den Saft einer Zitronenhälfte aus und träufeln Sie den Saft über den Fisch.

3. Waschen Sie anschließend die Kirschtomaten und schneiden Sie diese klein. Entfernen Sie dabei die Stielansätze. Schälen Sie dann die Karotten und die beiden Zucchini: Beides in Scheiben schneiden. Auch den Lauch putzen, waschen und in Scheiben schneiden. Gießen Sie die Maiskörner ab und lassen Sie diese gut abtropfen. Schälen Sie die Schalotte und schneiden Sie diese in Ringe.

4. Legen Sie zunächst einmal die Karotten, dann die Lauchscheiben und anschließend die Zucchini, den Mais, die Kirschtomaten und zum Schluss die Schalotten-Ringe um den Fisch. Alles nochmals pfeffern und salzen und den restlichen Zitronensaft darüber träufeln.

5. Den Rosmarin und den Thymian waschen und trocken schütteln. Zupfen Sie dann die Blätter beziehungsweise die Nadeln ab.

6. Waschen Sie ebenfalls die Salbeiblätter und trocknen Sie diese mithilfe eines Küchenpapiers.

7. Hacken Sie nun die Kräuter und verteilen Sie diese über dem Fisch und dem Gemüse. Wenn Sie möchten, können Sie noch ein wenig Olivenöl darüber träufeln.

8. Garen Sie den Fisch im Ofen auf der mittleren Schiene rund 30 Minuten lang bei 200 Grad.
9. Schälen Sie zwischenzeitlich die Kartoffeln und schneiden Sie diese in 2 cm große Stücke. Garen Sie die Kartoffeln nun zugedeckt im Salzwasser bei mittlerer Hitzezufuhr rund 15 Minuten lang. Prüfen Sie dann mit einer Gabel oder einem Messer, ob die Kartoffeln schon weich sind.
10. Waschen Sie nun den Dill, schütteln Sie ihn trocken und hacken Sie ihn ganz fein.
11. Vermischen Sie dann die abgetropften Kartoffeln mit dem Dill.
12. Richten Sie das Fischfilet mit dem mediterranen Ofengemüse an und servieren Sie dazu die Dillkartoffeln.

Tipp:

Fisch gehört zu den guten Säurebildnern und darf daher ruhig auf Ihrem Speiseplan erscheinen.

Gebackene Tomaten aus dem Ofen

Menge: 4 Portionen

Zubereitungszeit: 60 Minuten

Zutaten:

Für die Kartoffeln:

- ✓ 1 kg festkochende Kartoffeln
- ✓ 5 EL natives Olivenöl
- ✓ 2 TL Kümmelsamen
- ✓ ½ TL Salz

Für die Tomaten:

- ✓ 1 Rosmarinzweig
- ✓ 1 kg Cherrytomaten
- ✓ 2 EL Rohrohrzucker
- ✓ 2 EL Aceto balsamico
- ✓ 1 TL Salz
- ✓ 6 EL natives Olivenöl
- ✓ Frisch gemahlener Pfeffer

Zubereitung

1. Für die Kümmelkartoffeln den Ofen auf 200° vorheizen. Vermengen Sie nun in einer Schüssel Öl, Kümmel und Salz. Die Kartoffeln gut waschen und abbürsten, in ca. 2 cm große Stücke schneiden und mit der Kümmelmarinade vermengen. Legen Sie die Kümmelkartoffeln nun auf ein mit Backpapier ausgelegtes Backblech.

Backen Sie sie dann für 40 Minuten im Ofen goldbraun. Die Kartoffeln herausnehmen und bis zum Servieren zugedeckt in einer Schüssel warmhalten.

2. In der Zwischenzeit für die Tomaten den Rosmarinzweig waschen, trocken schütteln und fein hacken. In einer Schüssel nun den Rosmarin mit dem Öl, dem Zucker, Essig, Salz und Pfeffer verrühren.
3. Waschen und halbieren Sie die Tomaten und vermengen sie mit der Marinade. Auf einem zweiten Backblech verteilen und im Ofen 20 Minuten garen.
4. Zum Schluss alles auf Tellern anrichten und servieren.

Basische Quiche mit Brokkoli-Gemüse

Menge: 4 Portionen

Zubereitungszeit: 40 Minuten

Zutaten

Für den Teig:

- ✓ 1 Bio-Ei aus Freilandhaltung
- ✓ Meersalz
- ✓ 100 g weiche Butter
- ✓ 250 g Mehl
- ✓ Öl für die Form

Für den Belag:

- ✓ Frisch gemahlener Pfeffer
- ✓ 500 g Bio-Brokkoli
- ✓ frisch geriebene Muskatnuss
- ✓ 400 g Bio-Karotten
- ✓ 2 EL Rapsöl und Salz
- ✓ 1 Bund glatte Petersilie
- ✓ 300 g fettarmer Naturjoghurt
- ✓ 3 EL Sojamehl
- ✓ 3 Küchenzwiebeln
- ✓ 200 g saure Sahne

Zubereitung

1. Vermischen Sie zuerst das Mehl mit dem Meersalz in einer Schüssel. Geben Sie nach und nach Ei und Butter hinzu und kneten alles zu einem geschmeidigen Teig.

2. Widmen Sie sich nun dem Belag. Schälen Sie als Nächstes die Küchenzwiebel und schneiden sie in dünne Scheiben. Den Brokkoli waschen und in Röschen schneiden. Die Bio-Karotten ebenfalls schälen und in dünne Scheiben schneiden. Erhitzen Sie nun in einer Pfanne Öl und dünsten die Zwiebeln darin an. Geben Sie nach und nach die Karotten und die Brokkoliröschen hinzu und lassen alles zugedeckt für 15 Minuten dünsten.

3. Heizen Sie den Ofen auf 200 Grad vor und fetten die Form ein. Das Sojamehl mit 6 EL kaltem Wasser verrühren und etwas quellen lassen. Verteilen Sie den weichen Teig nun auf dem Boden der Form. Formen Sie ebenfalls einen Rand.

4. Waschen Sie nun die Petersilie, zupfen die Blätter ab und hacken alles fein. Vermischen Sie den Naturjoghurt und die saure Sahne miteinander und geben sie dies zum gequollenen Sojamehl hinzu. Alles mit Muskatnuss, Salz und Pfeffer würzen. Die Petersilie ebenfalls unterheben. Das gedünstete Gemüse auf dem Boden der Form verteilen und den Joghurt-Guss darüber gießen. Backen Sie die Quiche nun für 40 Minuten im Ofen. Anschließend aus dem Ofen nehmen und servieren. Sie schmeckt warm und kalt.

Italienische Feta-Pizza aus Kartoffeln

Menge: 6 Portionen

Zubereitungszeit: 40 Minuten

Zutaten

Für den Teig:

- ✓ 1 ½ TL Meersalz
- ✓ ½ Würfel Frischhefe
- ✓ 2 EL natives Olivenöl
- ✓ 300 g Mehl
- ✓ Mehl zum Arbeiten
- ✓ Öl für das Blech

Für den Belag:

- ✓ 400 g Strauchtomaten
- ✓ 2 rote Zwiebeln
- ✓ 200 g Feta
- ✓ 600 g mehligkochende Kartoffeln
- ✓ 4 Knoblauchzehen
- ✓ 2 Rosmarinzweige
- ✓ 3 EL natives Olivenöl
- ✓ Meersalz
- ✓ 2 TL trockene italienische Kräuter

Zubereitung

1. Vermengen Sie zuerst das Mehl mit 1 TL Meersalz. Die Frischhefe zerbröseln und in 150 ml lauwarmem Wasser auflösen. Vermischen Sie nun die Mehlmischung mit der Hefe und lassen alles zugedeckt an einem warmen Ort für 30 Minuten gehen.

2. Widmen Sie sich nun dem Belag. Schälen Sie die Zwiebeln und würfeln diese klein. Die Tomaten waschen und ebenfalls klein würfeln. Vermischen Sie Tomaten und Zwiebeln miteinander. Schälen Sie den Knoblauch, hacken Sie ihn und rühren ihn zu der Tomaten-Zwiebel-Mischung dazu.

3. Als Nächstes den Rosmarin waschen und trocken schütteln, die Nadeln abzupfen und fein hacken und mit dem Öl und ½ TL Salz verrühren. Schälen Sie nun die Kartoffeln und raspeln sie in die Schüssel. Vermengen Sie die Kartoffeln gründlich mit dem Rosmarinöl.

4. Den Ofen auf 180° vorheizen und ein Backblech mit Öl einfetten. Den Teig mit wenig Mehl mit dem Teigroller auf dem Blech ausrollen und die Kräuter darüberstreuen. Verteilen Sie nun die Tomaten- und Kartoffelmischung darüber. Schneiden Sie den Feta klein und zerbröseln ihn über die Pizza. Die Pizza im Ofen für 1 Stunde backen. Die Kartoffeln sollten weich genug sein und der Boden etwas gebräunt. Anschließend auf Tellern verteilen und servieren.

Herzhafte Kartoffelsuppe

Menge: 4 Portionen

Zubereitungszeit: 40 Minuten

Zutaten

- ✓ 125 g gewürfelter roher Schinken
- ✓ 1 Küchenzwiebel
- ✓ 500 g Bio-Karotten
- ✓ 1 EL Rapsöl
- ✓ 1 Stange Lauch
- ✓ 2 EL Röstzwiebeln
- ✓ Gemahlener Kardamom
- ✓ 1 Bund Schnittlauch
- ✓ Frisch gemahlener Pfeffer
- ✓ 750 g mehligkochende Kartoffeln
- ✓ 100 g Crème fraîche
- ✓ Currypulver
- ✓ Salz

Zubereitung

1. Beginnen Sie im ersten Schritt damit, die Zwiebel zu schälen und fein zu würfeln. Kartoffeln und Karotten schälen und klein schneiden. Erhitzen Sie Öl in einem großen Topf und dünsten Schinken- und Zwiebelwürfel

darin. Löschen Sie alles mit 1 l Wasser ab. Kartoffeln und Möhren dazugeben und für 10 Minuten mitkochen.

2. Waschen Sie in der Zwischenzeit den Lauch und schneiden das Grüne in Streifen. Geben Sie den Lauch nun ebenfalls zur Suppe hinzu und lassen alles zugedeckt bei mittlerer Hitze noch 10 Minuten kochen, bis das Gemüse weich ist. Schneiden Sie nun noch das Weiße vom Lauch in feine Streifen. Den Schnittlauch waschen, trocken schütteln und in Röllchen schneiden.

1. Nehmen Sie den Topf vom Herd und pürieren die Suppe kurz durch. Die Konsistenz sollte noch etwas stückig sein. Geben Sie nun noch Crème fraîche und das Weiße vom Lauch hinzu und würzen alles mit Curry, Kardamom, Salz und Pfeffer. Vor dem Servieren den Schnittlauch über die Suppe geben und mit den Röstzwiebeln bestreuen.

Basischer Rotkohlsalat

Menge: 4 Portionen

Zubereitungszeit: 20 Minuten

Zutaten

- ✓ ½ Rotkohl (ca. 500 g)
- ✓ 100 g Sahne
- ✓ 150 g fettarmer Naturjoghurt
- ✓ Frisch gemahlener Pfeffer
- ✓ 1 TL flüssiger Bio-Waldhonig
- ✓ 50 g Walnusskerne
- ✓ Saft einer ½ Bio-Zitrone
- ✓ Meersalz

Zubereitung

1. Widmen Sie sich zuerst dem Dressing. Vermengen Sie hierfür Zitronensaft, Joghurt, Sahne, Honig und 1 Prise Pfeffer in einer großen Salatschüssel miteinander. Hacken Sie die Walnüsse klein und braten sie leicht in einer Pfanne ohne Fett an. Anschließend herausnehmen und unter das Dressing mischen.

2. Entfernen Sie die äußeren Blätter vom Rotkohl. Den Strunk entfernen und den Kohl vierteln. Hobeln Sie nun nach und nach den Kohl in feine Streifen. Als Nächstes Salz über den Kohl geben und alles gründlich miteinander vermengen.

3. Bevor Sie den Salat servieren, geben Sie noch das Dressing über den Rotkohl und würzen bei Bedarf noch etwas nach. Alles auf Tellern anrichten und servieren.

Klassischer Kartoffel-Zwiebel-Salat

Menge: 4 Portionen

Zubereitungszeit: 45 Minuten

Zutaten

- ✓ 6 EL Weißwein
- ✓ ½ Bund glatte Petersilie
- ✓ 1 Küchenzwiebel
- ✓ 4 EL natives Olivenöl
- ✓ Salz
- ✓ 5 EL Sherryessig
- ✓ 1 kg festkochende Kartoffeln
- ✓ Frisch gemahlener Pfeffer

Zubereitung

1. Beginnen Sie damit, die Kartoffeln zu waschen und in Salzwasser zugedeckt bei mittlerer Hitze für 30 Minuten zu kochen. Gießen Sie die Kartoffeln anschließend ab und pellen sie noch heiß. Schneiden Sie die Kartoffeln dann in dünne Scheiben und beträufeln sie mit dem Weißwein. Lassen Sie die Kartoffeln anschließend für 10 Minuten ziehen.

2. Vermischen Sie in der Zwischenzeit Öl, Essig, 1 TL Salz und Pfeffer in einer Salatschüssel miteinander. Die Zwiebel anschließend schälen und fein würfeln.

Waschen und trocknen Sie im nächsten Schritt die Petersilie und hacken beides klein.

3. Vermengen Sie nun die Kartoffelscheiben, die Zwiebel und die Kräuter mit dem Dressing. Stellen Sie den Salat bis zum Servieren kalt und lassen Sie ihn vor dem Servieren noch für etwa 30 Minuten durchziehen.

Mediterrane Hackpfanne mit Kartoffelstampf

Menge: 4 Portionen

Zubereitungszeit: 40 Minuten

Zutaten

Für die Pfanne:

- ✓ 1 Knoblauchzehe
- ✓ edelsüßes Paprikapulver
- ✓ Salz
- ✓ 1 EL Butter
- ✓ Frisch gemahlener Pfeffer
- ✓ 1 rote Zwiebel
- ✓ 400 g Rinderhackfleisch
- ✓ 1 EL Rapsöl
- ✓ 3 Zucchini
- ✓ 1 EL getrocknete italienische Kräuter

Für das Püree:

- ✓ frisch geriebene Muskatnuss
- ✓ Salz
- ✓ ¼ l fettarme Frischmilch
- ✓ 1 kg mehligkochende Kartoffeln
- ✓ 1 EL Butter

Zubereitung

1. Erhitzen Sie zuerst Öl in einer Pfanne und braten darin das Rinderhackfleisch stark an. Würzen Sie alles mit Paprikapulver, Pfeffer und Salz. Als Nächstes 200 ml Wasser hinzugeben und bei geschlossenem Deckel für 30 Minuten köcheln lassen.
2. Schälen Sie währenddessen die Kartoffeln und schneiden sie in grobe Würfel. Kochen Sie die Kartoffeln im nächsten Schritt mit 400 ml Salzwasser für 20 Minuten. Nehmen Sie die Kartoffeln erst dann heraus, wenn diese richtig gar sind.
3. Schälen Sie nun die Zwiebel und schneiden sie in Würfel. Die Zucchini waschen und in 5 mm große Würfel schneiden. Erhitzen Sie nun in einer zweiten Pfanne die Butter und dünsten darin die Zwiebel an. Zucchini hinzugeben und mitdünsten. Schälen Sie den Knoblauch und pressen diesen aus.
4. Geben Sie nun die getrockneten Kräuter zu den Zucchini und dünsten alles für 2 Minuten. Anschließend die Zucchini-Mischung unter das Hackfleisch geben und gut verrühren. Für das Püree nun die Milch im Topf erwärmen. Die abgegossenen Kartoffeln zerstampfen und zu der Milch geben. Butter sowie Muskatnuss unterheben und alles mit der Zucchini-Hackfleisch-Pfanne anrichten und servieren.

30-Tage-Ernährungsplan zur basischen Ernährung

Tag 1:

Morgens: Basische Pfannkuchen mit Beeren

Mittags: Avocado-Pilz-Salat

Abends: Sommerlicher Gemüsesalat

Tag 2:

Morgens: Zimt-Kürbis-Brei

Mittags: Würziger Rettich-Salat

Abends: Gebackene Tomaten aus dem Ofen

Tag 3:

Morgens: Grapefruit-Buchweizen-Porridge

Mittags: Zucchini-Spirelli mit Basilikum-Pesto

Abends: Kichererbsen-Kohlsuppe nach basischer Art

Tag 4:

Morgens: Basische Heidelbeer-Muffins

Mittags: Süßkartoffel-Quinoa-Bowl

Abends: Basischer Rotkohlsalat

Tag 5:

Morgens: Gebackener Apfel mit frischen Erdbeeren

Mittags: Möhren-Eintopf

Abends: Basische Quiche mit Brokkoli-Gemüse

Tag 6:

Morgens: Vitalisierender Green-Smoothie

Mittags: Tofu-Nudel-Pfanne mit Pilzen

Abends: Zanderfilet mit Dillkartoffeln und mediterranem Gemüse

Tag 7:

Morgens: Proteinreicher und basischer Ingwer-Smoothie

Mittags: Basische Kartoffel-Rote-Bete-Pfanne

Abends: Herzhafte Kartoffelsuppe

Tag 8:

Morgens: Basisches Kokos-Apfel-Frühstück

Mittags: Basische Spinatsuppe

Abends: Italienische Feta-Pizza aus Kartoffeln

Tag 9:

Morgens: Schokoladen-Mousse mit Avocado

Mittags: Reis mit Süßkartoffeln

Abends: Mediterrane Hackpfanne mit Kartoffelstampf

Tag 10:

Morgens: Exotisches Knuspermüsli

Mittags: Tofu-Nudel-Pfanne mit Pilzen

Abends: Klassischer Kartoffel-Zwiebel-Salat

Tag 11:

Morgens: Zimt-Kürbis-Brei

Mittags: Möhreneintopf

Abends: Basische Quiche mit Brokkoli-Gemüse

Tag 12:

Morgens: Gebackener Apfel mit frischen Erdbeeren

Mittags: Zucchini-Spirelli mit Basilikum-Pesto

Abends: Zanderfilet mit Dillkartoffeln und mediterranem Gemüse

Tag 13:

Morgens:	Basische Pfannkuchen mit Beeren
Mittags:	Avocado-Pilz-Salat
Abends:	Kichererbsen-Kohlsuppe nach basischer Art

Tag 14:

Morgens:	Basische Heidelbeer-Muffins
Mittags:	Reis mit Süßkartoffeln
Abends:	Basischer Rotkohlsalat

Tag 15:

Morgens:	Schokoladen-Mousse mit Avocado
Mittags:	Mediterrane Hackpfanne mit Kartoffelstampf
Abends:	Italienische Feta-Pizza aus Kartoffeln

Tag 16:

Morgens:	Exotisches Knuspermüsli
Mittags:	Basische Spinatsuppe
Abends:	Süßkartoffel-Quinoa-Bowl

Tag 17:

Morgens: Proteinreicher und basischer Ingwer-Smoothie

Mittags: Gebackene Tomaten aus dem Ofen

Abends: Würziger Rettich-Salat

Tag 18:

Morgens: Grapefruit-Buchweizen-Porridge

Mittags: Basische Spinatsuppe

Abends: Klassischer Kartoffel-Zwiebel-Salat

Tag 19:

Morgens: Basisches Kokos-Apfel-Frühstück

Mittags: Cremige Brokkoli-Blumenkohlsuppe

Abends: Basischer Rotkohlsalat

Tag 20:

Morgens: Vitalisierender Green-Smoothie

Mittags: Süßkartoffel-Quinoa-Bowl

Abends: Herzhafte Kartoffelsuppe

Tag 21:

Morgens:	Gebackener Apfel mit frischen Erdbeeren
Mittags:	Mediterrane Hackpfanne mit Kartoffelstampf
Abends:	Avocado-Pilz-Salat

Tag 22:

Morgens:	Grapefruit-Buchweizen-Porridge
Mittags:	Möhreneintopf
Abends:	Tofu-Nudel-Pfanne mit Pilzen

Tag 23:

Morgens:	Basische Pfannkuchen mit Beeren
Mittags:	Würziger Rettich-Salat
Abends:	Cremige Brokkoli-Blumenkohlsuppe

Tag 24:

Morgens:	Proteinreicher und basischer Ingwer-Smoothie
Mittags:	Basische Kartoffel-Rote-Bete-Pfanne
Abends:	Gebackene Tomaten aus dem Ofen

Tag 25:

Morgens:	Exotisches Knuspermüsli
Mittags:	Basische Spinatsuppe
Abends:	Sommerlicher Gemüsesalat

Tag 26:

Morgens:	Basische Heidelbeer-Muffins
Mittags:	Reis mit Süßkartoffeln
Abends:	Basischer Rotkohlsalat

Tag 27:

Morgens:	Gebackener Apfel mit frischen Erdbeeren
Mittags:	Möhren-Eintopf
Abends:	Basische Quiche mit Brokkoli-Gemüse

Tag 28:

Morgens:	Schokoladen-Mousse mit Avocado
Mittags:	Basische Kartoffel-Rote-Bete-Pfanne
Abends:	Kichererbsen-Kohlsuppe nach basischer Art

Tag 29:

Morgens:	Proteinreicher und basischer Ingwer-Smoothie
Mittags:	Gebackene Tomaten aus dem Ofen
Abends:	Italienische Feta-Pizza aus Kartoffeln

Tag 30:

Morgens:	Basisches Kokos-Apfel-Frühstück
Mittags:	Basische Spinatsuppe
Abends:	Würziger Rettich-Salat

Fazit – basisch leben, gesund sein!

Zu einem „basischen Lifestyle“ gehört ausreichend Schlaf, Bewegung und Regeneration in der freien Natur. All das ist unverzichtbar neben einer basischen Ernährungsweise. Selbstverständlich muss an dieser Stelle erwähnt werden, dass nicht jeder Tag ein „idealer basischer Tag“ sein kann. Versuchen Sie vielmehr, täglich neu ein Bewusstsein zu schaffen für eine gute Lebensweise und eine gesunde, basische Ernährung.

Basisch zu leben beinhaltet keine außergewöhnlichen oder exotischen Rituale. Es gibt nicht unzählige Regeln, die Sie sich merken müssen. Der basische Lifestyle ist einfach umsetzbar, alltagstauglich und dabei hocheffektiv.

Sehr viele Menschen sind beispielsweise auf der Suche nach dem Geheimnis der Traumfigur: Sie erhoffen sich, eine basische Ernährungsweise wäre ein hochwirksamer Weg zu einem gesunden Körpergewicht. Der basische Lifestyle ist keine Wunderkur, sondern einfach ein gesundheitsbewusstes Essen und Leben. Starten auch Sie – am besten noch heute, denn bereits kleinste Veränderungen machen einen großen Unterschied! Ganz egal, ob Sie Vegetarier oder Veganer sind, sich ketogen ernähren oder nach der klassischen Ernährungspyramide essen: Jeder kann von einer basischen Ernährung profitieren. Machen Sie sich vertraut mit den richtigen Nahrungsmitteln, probieren Sie die Rezepte dieses Buches aus und schaffen Sie auch selbst immer wieder neue basische Kreationen.

Ich wünsche Ihnen auf Ihrem Weg alles Gute und gutes Gelingen!

Haftungssauschluss

Die Umsetzung aller enthaltenen Anleitungen Strategien und Informationen dieses E-Books erfolgt auf eigenem Risiko. Für Schäden jeglicher Art kann der Autor aus keinem Rechtsgrund eine Haftung tragen. Für Schäden materieller oder ideeller Art, die durch die Nutzung oder Nichtnutzung der Informationen bzw. durch die Nutzung fehlerhafter und/oder unvollständiger Informationen verursacht wurden, sind Haftungsansprüche gegen den Autor grundsätzlich ausgeschlossen. Daher sind auch jegliche Rechts- und Schadensersatzansprüche ausgeschlossen. Dieses Werk wurde mit größter Sorgfalt nach bestem Gewissen und Wissen niedergeschrieben und erarbeitet. Für die Aktualität, Qualität und Vollständigkeit übernimmt der Autor keinerlei Gewähr. Auch können Druckfehler und Falschinformationen nicht vollständig ausgeschlossen werden. Für fehlerhafte Angaben vom Autor kann keine juristische Verantwortung sowie Haftung in irgendeiner Form übernommen werden

Impressum

1.Auflage

Kontakt: Clemens Diethmann
Karl-Hechler-Weg 24
64319 Pfungstadt

ss

Printed in Poland
by Amazon Fulfillment
Poland Sp. z o.o., Wrocław

64228172R00063